AF586476

CONFÉRENCE INTERNATIONALE
POUR LA PROPHYLAXIE DE LA SYPHILIS ET DES MALADIES VÉNÉRIENNES

BRUXELLES — SEPTEMBRE 1899

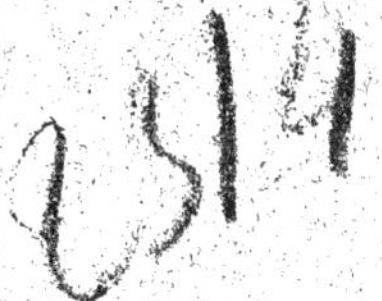

COMMUNICATION RELATIVE A LA PREMIÈRE QUESTION

PAR

Mlle BLANCHE LEPPINGTON (CUBBINGTON)

BRUXELLES
H. LAMERTIN, LIBRAIRE-ÉDITEUR
Rue Marché-au-Bois, 20
—
1899

T43 d
842

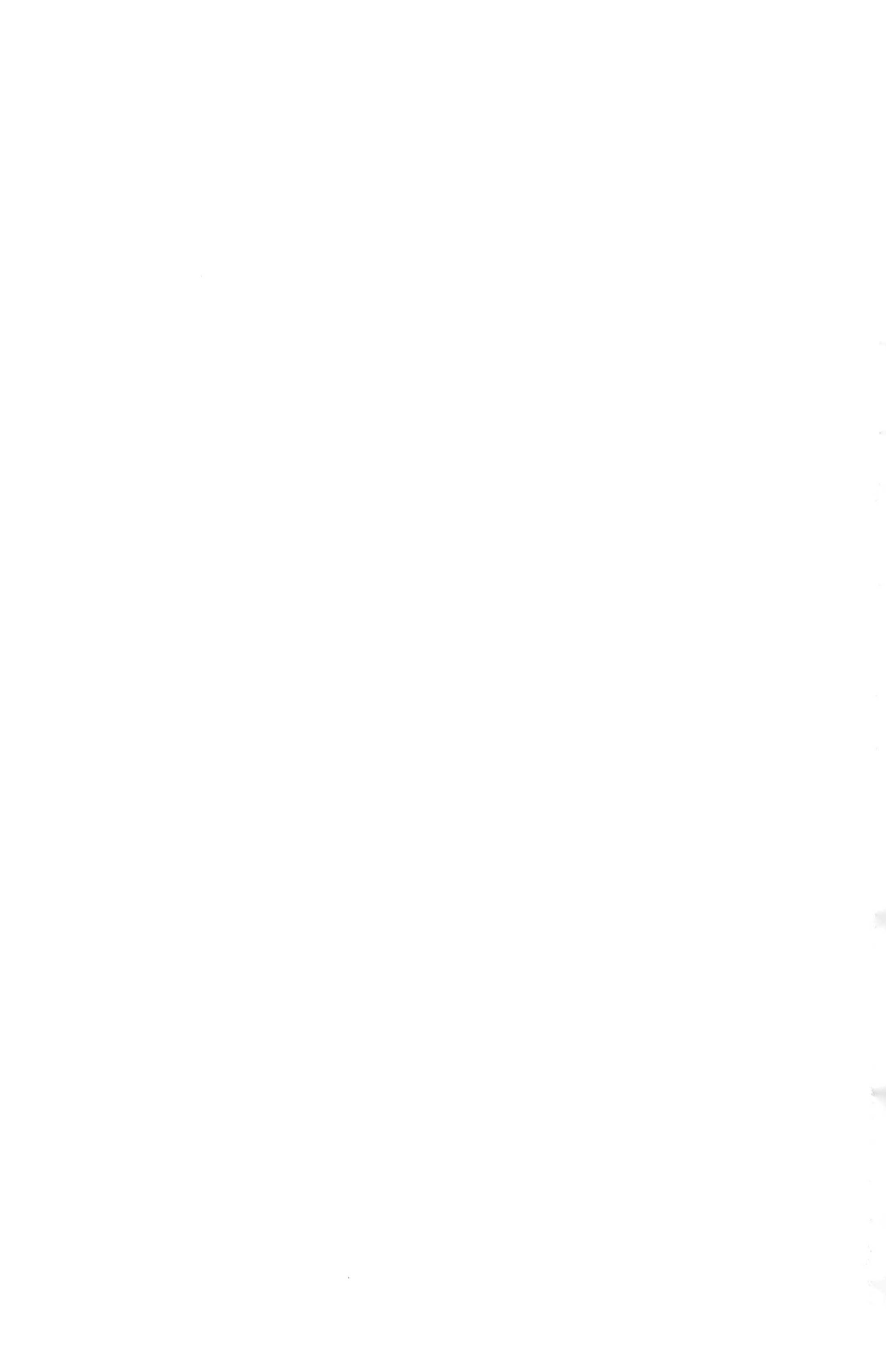

CONFÉRENCE INTERNATIONALE
POUR LA PROPHYLAXIE DE LA SYPHILIS ET DES MALADIES VÉNÉRIENNES
BRUXELLES — SEPTEMBRE 1899

COMMUNICATION RELATIVE A LA PREMIÈRE QUESTION

103334

PAR

Mlle BLANCHE LEPPINGTON (CUBBINGTON)

BRUXELLES
H. LAMERTIN, LIBRAIRE-ÉDITEUR
Rue Marché-au-Bois, 20

1899

842

Communication relative à la **PREMIERE QUESTION,**

PAR

Mlle BLANCHE LEPPINGTON, DE CUBBINGTON.

En abordant un problème aussi complexe que celui-ci, je crois que nous sommes tous d'accord pour admettre la nécessité de l'attaquer d'une manière suffisamment radicale et compréhensive. Car ce n'est pas un système neuf et peu éprouvé que nous allons discuter ; c'est un système qui existe depuis si longtemps dans la plupart des pays d'Europe, qu'il est arrivé à créer les conditions mêmes, favorables ou défavorables, au milieu desquelles il fonctionne aujourd'hui.

Or, s'il est vrai — s'il est même possible — que, pendant le cours de près d'une centaine d'années, les effets se soient transformés en causes, et que l'état où nous sommes à présent soit la conséquence même du système en question, il y a là un fait des plus essentiels, et que nous devons considérer dans toute son importance, à peine de fausser toutes nos conclusions.

A côté des nombreuses questions sur des matières de détail qui se présentent à la discussion, cette question radicale s'impose tout d'abord :

Les causes de l'insuccès de la réglementation se trouvent-elles seulement dans son application trop faible ou trop restreinte? Ou faut-il les chercher dans sa nature même, et dans les effets qu'elle produit sur le milieu social où elle opère?

Il est un fait très remarquable, qui semble donner un certain poids à cette question : c'est que, tandis que les succès du système se montrent plutôt en matière de détail, et sur une échelle comparativement restreinte, ses insuccès se manifestent surtout dans une vue compréhensive et sur de longs espaces de temps.

Par exemple: tandis que l'opinion médicale est presque unanime à admettre les avantages du contrôle médical des personnes susceptibles d'être infectées, et que l'on peut toujours citer, pour preuve, la guérison d'une foule d'individus, et souvent aussi des améliorations hygiéniques sensibles dans telle ou telle localité et pour tel ou tel espace de temps (résultats qui sont cependant des matières de détail), il n'en est pas moins vrai que, si l'on pose une question de majeure étendue, à savoir si les pays réglementaristes peuvent toujours et partout montrer une diminution persistante de ces maladies, tandis que les pays non réglementaristes doivent avouer que chez eux le chiffre des maladies va toujours croissant, quelle est la réponse ?

La réponse est, au contraire, que de quelques-uns au moins des pays réglementaristes, — pays où ce système a été en vigueur pour plusieurs générations ; où les autorités lui ont attribué la plus grande importance ; où le contrôle médical a été des plus parfait et la confiance du public dans son efficacité la plus absolue, — de ces pays mêmes s'élève de nos jours comme un cri de désespoir, confessant que, à la suite de tous les efforts et de tous les sacrifices, ces maladies ne font que s'étendre continuellement en dépit de tous les moyens de prévention qu'on leur oppose (1).

En effet, si ces efforts avaient été couronnés de succès, pour quelle raison serions-nous ici réunis aujourd'hui ?

En revanche — comme pour faire saillir en plein relief un contraste si surprenant, — en Grande-Bretagne, où ce système ne s'est jamais enraciné, où il n'a été introduit que pendant une vingtaine d'années et dans un nombre infime de localités, où on aurait dû assurément pâtir d'une telle indifférence envers les exigences de la santé publique, — loin d'y avoir accroissement du mal, il y a une diminution lente, mais continue.

Il est vrai qu'en Angleterre, en ce moment, on s'inquiète très sincèrement de l'étendue de ce mal. Cette inquiétude a donné naissance, chez les personnes peu informées, à l'idée d'un accroissement récent et général de ces maladies ; mais le témoignage des

(1) Je pourrais citer ici les témoignages du Dr Augagneur, de Lyon, et du Dr Mireur, de Marseille, personnes d'une compétence indiscutable.

autorités les plus respectées — je citerai surtout celui du spécialiste célèbre M. Jonathan Hutchinson — est tout à fait en sens contraire, et je crois qu'il est à présent généralement admis qu'il y a en Angleterre une diminution sensible et progressive de ces maux. Les personnes très intelligentes qui s'agitent en ce moment en Angleterre pour obtenir le contrôle médical se gardent de fonder leur demande sur une présomption d'accroissement. Elles demandent plutôt une enquête sur la prévalence positive de ces maladies sans question d'accroissement ou de diminution récents. J'ai eu aussi sous les yeux une série de questions à ce sujet, adressées à un nombre considérable de médecins de la métropole et de province, présumés d'une compétence spéciale, ainsi que leurs réponses; pas une seule de ces réponses n'affirmait, d'une manière absolue, l'accroissement de ces maladies dans la Grande-Bretagne.

L'inquiétude actuelle ne dérive donc pas d'une aggravation du mal; elle procède de ce que la science, fière de ses triomphes sur d'autres champs, s'impatiente d'une déchéance lente et naturelle, produite par des conditions générales favorables à la santé et — à un certain degré — à la moralité publiques. Peut-être, aussi, son attention est-elle fixée pour le moment presque trop sur les indications de complications syphilitiques dans le diagnostic des autres maladies, et trop peu sur les complications d'autres maladies, (telles que les traces des fièvres paludéennes chez des soldats revenus des Indes), dans le diagnostic des cas extrêmes de la syphilis, — ce qui donne une apparence trompeuse d'aggravation de la virulence sinon de l'étendue de la maladie.

Mais il y a d'autres données très directes sur ce sujet. Je vais les indiquer, en les rapprochant d'autres faites d'une portée analogue.

On pourrait dire que l'Angleterre a, de toutes les nations ici représentées, le moins le droit de prendre la parole sur ce sujet, parce qu'elle en a fait la moindre expérience. Elle n'a jamais appliqué des lois de ce genre à sa population entière; elle ne les a appliquées, dans les Iles britanniques, qu'à quelques centres militaires ou maritimes, et pour une vingtaine d'années, plus ou moins; et leur application dans ses principales dépendances a été toujours quelque peu intermittente et incertaine. Mais je crois que ces expériences interrompues et variées ont, au contraire, une certaine valeur, et donnent des renseignements d'un ordre tout particulier.

Il faut observer que la Grande-Bretagne a fait, dans cette matière, trois expériences distinctes, dont le résultat général est bien remarquable.

Dans les Iles britanniques, généralement, le gouvernement n'a fait nul effort administratif pour la réduction de ces maladies, et cependant, il paraît qu'elles sont allées en décroissant depuis plus de trente ans dans la mesure suivante. Je cite à l'appui les chiffres officiels du Ministère de la Guerre (War Office) sur le nombre de recrues assujetties à la visite médicale, et refusées pour la syphilis d'une forme ou d'autre. Il faut remarquer que, grâce au système absolument volontaire de recrutement en Angleterre, la plupart des recrues sont de très jeunes hommes des classes les moins favorablement pourvues, à l'égard de la santé et de la moralité, et que c'est, très souvent, faute d'autre emploi qu'ils se dirigent vers l'armée. Il paraît donc évident que, dans une telle classe, le chiffre de ces maladies serait, sinon exceptionnellement élevé, au moins pleinement égal à celui de toute autre classe de la population. On doit remarquer aussi que ces chiffres sont calculés sur des nombres très considérables de recrues inspectées, le nombre variant de vingt à trente-huit mille par an dans les premières de ces années, et de cinquante à soixante-quinze mille dans les années plus récentes. Eh bien, pendant trente et un ans, la proportion de recrues refusées pour la syphilis a diminué progressivement et d'une manière très régulière. Dans les treize ans depuis 1866 inclusivement, le nombre refusé pour la syphilis primaire ou secondaire était toujours de 15 ou 16 p. m. par an, à l'exception de deux ans où il est diminué jusqu'à douze ou treize pour mille. Dans les six ans suivants (de 1879 à 1884) les refusés pour cette cause ont été de 13 à 9 p. m. par an ; et dans les treize ans qui se sont écoulés depuis cette date jusqu'à 1897 inclusivement, les chiffres diminuent presque régulièrement d'année en année dans l'ordre suivant (abstraction faite toujours des fractions décimales) : 9 ; 8 ; 8 ; 7 ; 6 ; 6 ; 4 ; 4 ; 4 ; 5 ; 3 ; 3 ; 3 p. m. par an.

Je regrette de n'avoir pas les chiffres plus récents. Mais enfin, ce sont là les statistiques officielles du Ministère de la Guerre pour une trentaine d'années, se terminant il y a deux ans.

Il me paraît qu'il n'y a que deux conclusions contraires à déduire de ces chiffres : — ou que les maladies de la sorte diminuent à présent progressivement dans la population de la Grande Bretagne, sans l'intervention d'aucun système réglementaire ; ou que, les maladies continuant de même ou s'accroissant, la visite médicale la plus stricte est inutile pour en constater la présence.

Je dois peut-être faire allusion à une autre donnée sur cette question de la population générale de la Grande-Bretagne, bien que, ces chiffres n'étant pas, à ce que je crois, officiels, je les cite sous toutes réserves.

Un statisticien médical de Liverpool, le Dr Nevins, a publié les résultats d'une enquête sur l'importance de la syphilis héréditaire dans vingt hôpitaux d'enfants, de différentes parties de l'Angleterre, en 1875 et encore vingt ans plus tard. La première enquête a porté sur 266,000 enfants traités, et la seconde sur 197,000 enfants. Dans la première année, on a trouvé que la proportion d'enfants affectés de la syphilis héréditaire était à peu près de 1.4 p. c., et dans la seconde année cette proportion s'est trouvée réduite à 0.8 p. c.

Il me semble que ces données renforcent très sensiblement l'évidence dérivée d'autres sources sur le décroissement général de la syphilis de toutes formes en Angleterre, sans l'application par l'État d'aucune sorte de contrôle.

Pour l'armée de l'intérieur, au contraire, et pour la marine, on a pris des mesures tendant à la protection. Quelques-uns de nos ports et de nos villes de garnison militaires ont été placés, de 1866 jusqu'au mois de mai 1883, sous des lois de réglementation. Les résultats sont restés, en apparence, presque nuls. Le chiffre des admissions à l'hôpital pour toutes les formes de ces maladies, qui déjà, dès l'an 1861, est allé en décroissant régulièrement d'une année à l'autre, a continué de décroître, mais d'une manière moins régulière et un peu moins rapide, jusqu'en 1873. Dès cette année, les chiffres — ce sont toujours les chiffres officiels du Ministère de la Guerre — montrent une diminution considérable qui s'est maintenue pendant sept années; mais le Ministère de la Guerre (War Office), dans son rapport officiel, se garde de tirer aucune conclusion favorable de cette diminution apparente, qu'il attribue, non pas à une réduction véritable de ces maladies, mais plutôt à la dissimulation de la maladie pour éviter les mesures coërcitives qui se sont appliquées pendant ces années exclusivement. Ces mesures de punition abrogées, le chiffre a remonté tout de suite à son niveau réel, qui était à peu près le même que celui de 1864, année antérieure à l'imposition effective des règlements.

Sur ces résultats négatifs il y avait deux opinions : l'une, que l'insuccès de la méthode devait être attribué simplement à son application locale et de courte durée ; l'autre, qu'il résulte naturellement des défauts inhérents à la méthode même. Pour choisir entre ces deux opinions, il faudrait faire la comparaison avec les résultats produits par de pareilles méthodes dans des conditions plus favorables à une expérience nette. Ce qui prête à un verdict favorable au système, c'est que, pour les trois ans suivant immédiatement la suspension des règles, le chiffre d'admission est monté de 246 p. m., ce qu'il eût été en 1882, à 260, 271 et 275 p. m. respectivement. De l'autre côté, les chiffres plus récents démontrent que, dès cette année 1886 qui a amené l'abrogation complète et finale des règlements, les admissions à l'hôpital pour ces maladies sont devenues progressivement plus rares, diminuant régulièrement d'une année à l'autre, — à la seule exception d'un petit accroissement momentané de 4 p. m. — de 275 p. m. en 1885 jusqu'à 158 p. m. en 1896, ce qui prouve d'une manière incontestable qu'il n'est pas nécessaire d'avoir recours à ce système pour produire une diminution continue et progressive de ces maladies, même dans l'armée britannique.

La troisième des expériences qu'a faites la Grande-Bretagne, celle qui concerne ses troupes dans l'Inde, montre tout autre chose. Au lieu de faits définis et de résultats relativement nets, nous ne trouvons plus qu'un mélange de faits contradictoires, de relations inattendues de cause à effet, comme aussi de préjugés aveugles et de conclusions qui ne sont pas d'accords avec les faits. Il faut ici toute la sincérité d'observation et toute la précision d'analyse dont on est capable, pour tirer une conclusion vraie et instructive. Je crois cependant qu'il n'est pas impossible d'y arriver, et je vais indiquer aussi brièvement que possible la direction dans laquelle il faut chercher cette conclusion.

Il faut remarquer que je parle toujours de l'Inde, sans tenir compte des autres colonies de la Grande-Bretagne ; mais je crois, d'après des renseignements qui me sont parvenus de plusieurs côtés, que dans quelques-uns au moins de ces colonies, l'histoire du système et de ses conséquences ne pourrait que renforcer les conclusions fournies par l'Inde.

Une idée assez répandue, à ce que je crois, c'est que la réglementation dans l'Inde n'a eu qu'une très courte durée. On s'imagine qu'elle doit son origine à la Commission royale nommée en 1859 pour faire rapport du développement des maladies de ce genre, que l'on attribuait à la foule de jeunes recrues qui s'étaient lancées dans l'Inde lors de la révolte des Cipayes en 1857. En ce qui concerne les troupes britanniques, cette idée n'est point exacte. Dès le commencement du siècle, ou a peu près, des efforts répétés ont été faits pour restreindre la diffusion de ces maladies au moyen d'hôpitaux spéciaux pour les femmes, et de visites médicales périodiques.

Des rapports très défavorables sur le résultat de ces efforts amenaient de temps en temps la fermeture des hôpitaux, puis ceux-ci se rouvraient quelques années plus tard, à cause de l'augmentation continue de la maladie. Ces alternatives de réglementation et d'abolition semblent avoir duré, sur une échelle tantôt plus locale, tantôt plus générale, jusqu'à la révolte de 1857 (1). On remarque ici deux choses : la première, c'est qu'avec ou sans règlements le mal continuait à s'accroître, non pas régulièrement, mais d'une manière plus ou moins intermittente, avec des avances ou des reculs indépendants des mesures de contrôle ; la seconde, c'est que, tandis que ces mesures n'ont pas réussi à sauvegarder la santé du soldat, elles ont pu avoir une influence désastreuse sur ses idées, en lui montrant l'insouciance des autorités en fait de morale en même temps que leur sollicitude en fait d'hygiène. Ainsi, la première moitié du siècle, si elle n'a fait autre chose, a pu créer une tradition très défavorable à la bonne conduite.

C'est une considération qu'il est impossible d'ignorer. Même dans les choses matérielles, il ne faut pas être trop matérialiste ; les causes morales et sociales exercent toujours leur influence complexe et profonde sur les effets matériels, et la science, engagée à tout envisager, à tout interroger, à tout avouer, ne saurait se refuser à en tenir compte. Dans aucun domaine, elles n'ont exercé une influence plus puissante que dans celui-ci.

Je passe à la seconde moitié du siècle qui a été témoin d'efforts

(1) Voir le *Medical Press and Circular*, London, April, 20 th., 1890. Notes par le chirurgien général GORDON sur l'histoire du système dans l'Inde.

plus prolongés, plus instructifs et plus soigneusement consignés que ceux des années précédentes.

Nous avons ici un document qui fait autorité : c'est le rapport de la Commission spéciale présidée par lord Onslow, sous-secrétaire d'État pour l'Inde. Cette Commission a été constituée en 1897 pour faire rapport sur l'état sanitaire des troupes britanniques dans l'Inde. Nous expliquerons très brièvement les circonstances de sa nomination.

La Commission royale de 1859 avait décidé, après trois ans de délibérations, d'organiser la réglementation d'une manière générale et permanente, et d'ouvrir dans ce but des hôpitaux spéciaux pour des femmes soumises, dans toutes les principales stations militaires.

Quelques-uns de ces hôpitaux ont été ouverts en 1865 ; mais la plupart pas avant 1867. Bien loin de montrer aucune amélioration, les chiffres des maladies, — chez les soldats, bien entendu, — qui avaient très régulièrement diminué d'année en année depuis 1861, commencèrent immédiatement à remonter (très probablement par une simple coïncidence), et cette augmentation continua pendant plus de vingt ans, en annulant successivement les variations en sens contraire, malgré tous les efforts (1).

Enfin, en 1888, la Chambre des Communes fit savoir au Gouvernement de l'Inde qu'il abolissait définitivement les règlements déjà supprimés en Angleterre, et cela non seulement à cause de leur insuccès, mais bien plutôt encore à cause de leur influence funeste sur la moralité et des moyens peu honorables auxquels on avait eu recours pour les faire réussir.

En même temps, on recommandait l'établissement d'hôpitaux pour le traitement gratuit et absolument volontaire des femmes respectables ou non qui se trouveraient malades.

On peut douter que les ordres du Gouvernement aient été très ponctuellement exécutés dans l'Inde. Le monde militaire s'y passionnait pour la réglementation, et les ordres pourraient bien se perdre à travers les grandes distances qu'ils avaient à franchir

(1) Dans les six années de 1861 à 1867 inclusivement, les chiffres tombaient de 352 p. mille à 160 p. mille, c'est-à-dire de plus de la moité ; de 1868 à 1880, ils remontaient à 249 p. mille ; de 1881 à 1886, à 385 p. mille et, en 1895, à 522 p. mille. A partir de ce moment, il y a eu une diminution chaque année.

dans ce pays. Ce qui est certain, c'est que pendant une partie de la période qui va de 1888 à 1893, on a continué à faire usage, en divers endroits, des hôpitaux spéciaux, et que, bien qu'ils portassent en grandes lettres l'inscription : « Hôpital volontaire », les femmes de mauvaise vie continuaient à y subir la visite périodique obligatoire. La découverte de ces procédés irréguliers donna lieu en 1893 à une nouvelle enquête gouvernementale qui aboutit à l'interdiction absolue de toute visite périodique même volontaire, ayant pour objet l'assainissement de la prostitution.

Les deux années qui ont suivi cette interdiction, qui semble avoir été plus efficace que la première, ont été marquées par une soudaine aggravation du mal. La suppression des règlements n'a produit, cela va sans dire, aucune amélioration des maux qu'ils n'avaient pu guérir, mais dont ils n'étaient pas la cause originelle. Il paraissait, d'ailleurs, tout naturel aux partisans de l'ancien système, de préférer un accroissement graduel des maladies avec les règlements à un accroissement plus rapide sans les règlements.

Ces personnes réclamaient donc hautement une enquête sur les faits, pour pouvoir prouver, une fois de plus, la nécessité de la réglementation. C'est ainsi que fut nommé, par le Ministère de l'Inde, la Commission présidée par Lord Onslow.

Le rapport de cette Commission (1) établissait deux comparaisons à l'appui de sa demande que de nouveaux efforts fussent tentés. L'une mettait en regard les chiffres relatifs aux maladies dans l'armée britannique depuis l'abolition de la réglementation, et ceux des maladies dans les armées des pays réglementaristes ; l'autre établissait un parallèle entre les chiffres des maladies dans les troupes britanniques dans l'Inde pendant l'application des règlements et après leur suppression. Elle y ajoutait une description très frappante des effets de la syphilis dans ses formes les plus virulentes, ainsi que quelques tableaux statistiques.

La comparaison des chiffres relatifs à l'armée britannique et aux armées réglementaristes, paraît extrêmement défavorable à la première, et cela aussi bien dans la mère-patrie que dans l'Inde. Mais la valeur scientifique d'une comparaison dépend de sa préci-

(1) Voir *Report of a Departmental Committe on the Prevalence of Venereal Disease among the British Troops in India*, Parliamentary Paper, C-8379, 1897.

sion. On suppose toujours toutes les autres choses égales d'ailleurs. Or, dans le cas particulier, les autres choses, c'est-à-dire le mode de recrutement, les classes dans lesquelles il s'opère, les conditions de la vie militaire pour l'homme sain ou pour l'homme malade, sont manifestement inégales et dissemblables.

Le Ministre de la Guerre, Lord Lansdowne, a signalé ce contraste à la Chambre des Lords (1) et s'est bien gardé de tirer une conclusion définitive d'une telle comparaison.

Quant à l'autre parallèle, le rapport donne des explications très intéressantes sur les conditions défavorables dans lesquelles les règlements ont dû fonctionner (2). En résumé, l'on se refusait à voir une preuve de l'inefficacité de la réglementation dans l'accroissement continu du mal pendant vingt et un ans, et l'on attribuait son insuccès à l'introduction d'un système de service militaire qui provoquait de plus rapides changements des corps d'armée, de fréquentes arrivées dans l'Inde de troupes nouvelles, la diminution des mariages et la grande jeunesse de la plupart des soldats.

Cet argument a-t-il quelque valeur? Je ne le crois pas. Le système n'existe ni pour protéger les personnes de bonne conduite, qui ne courent pas de semblables risques, ni pour mettre à l'abri les personnes discrètes et expérimentées qui se gardent soigneusement de ces dangers. Il n'existe qu'au profit des personnes qui ignorent ou négligent toute précaution, c'est-à-dire de celles qui sont précisément dans la situation de ces jeunes soldats célibataires, qui se plongent dans la licence sans réfléchir un seul instant ni à leur dégradation actuelle, ni à leurs souffrances futures. Si la réglementation ne protège pas ceux qui ne savent pas se protéger eux-mêmes, à quoi donc sert-elle?

La même réponse peut être faite à tout raisonnement basé sur la nature des difficultés que la réglementation avait pour mission de vaincre.

En effet, l'argument essentiel de la Commission de Lord Onslow était l'aggravation du mal qui avait suivi la condamnation du système, et sa virulence actuelle.

Une telle déduction manque de logique. La virulence d'une

(1) *Voir* le *Times* du 18 mai 1897.

(2) *Voir* page 6 du Rapport, ainsi que les remarques attachées au tableau statistique, page 15.

maladie n'est, en effet, pas une preuve de l'efficacité d'un remède particulier, étant donné surtout que ce remède n'avait jamais réussi. Tout au plus peut-on prétendre qu'il a amené un ralentissement dans le progrès du mal,—progrès qu'il ne pouvait empêcher, — en s'appuyant sur la sérieuse aggravation de la maladie qui s'est produite au cours des deux années qui ont suivi l'abolition des règlements en 1893, alors que le nombre des cas de la maladie parmi les soldats admis à l'hôpital, s'est accru de 56 et puis de 45 p. m. par an (1).

On a voulu tenir pour certain que l'abolition des règlements avait été la raison de cet accroissement (2).

(1) Voir *Report of a Departmental Committee*, etc., p. 15.

Il est bien entendu que le nombre cité n'est pas celui des *hommes admis*, et encore moins le *nombre constant* des malades. Le même soldat peut être admis plusieurs fois dans une année. La moyenne de séjour à l'hôpital est de trente et un jours. (*Rapport*, p. 9, note.)

(2) La Commission fait remarquer que la fermeture, à titre d'expérience, de quinze des principaux hôpitaux pendant les années 1885 et 1886 a été suivie d'une augmentation immédiate de la maladie; mais elle n'a pas fait remarquer qu'une certaine augmentation a également suivi la brusque suppression des règlements dans l'armée de l'intérieur, et que celle-ci a donné lieu, au bout de trois ou quatre ans, à une décroissance spontanée et continue. Dans l'armée de l'Inde, au contraire, les deux années d'accroissement ont été suivies de la réouverture des quinze hôpitaux et l'expérience a été interrompue. Il est évident que l'on ne peut rien conclure, ni dans un sens, ni dans l'autre, d'une expérience d'aussi courte durée.

L'abolition d'une mesure protectrice, si imparfaite que soit celle-ci, se fait sentir immédiatement, tandis que la confiance, mise dans cette protection, ne fait que très graduellement place à l'habitude de se protéger soi-même.

La même remarque s'applique aux deux années d'accroissement des maladies qui ont suivi l'abolition imparfaite de 1888 et aux trois années qui ont suivi l'abolition plus efficace de 1892-1895. Dans le dernier cas, l'augmentation la plus forte s'accentua immédiatement après l'abolition, puis alla en se ralentissant. A partir de 1893, elle se ralentit d'année en année, aboutissant en 1896 à une sensible diminution. Les nouveaux règlements n'ont été appliqués que dans la dernière moitié de l'année 1897.

Toutefois, la période d'expérience est de si courte durée, que je ne suis pas autorisée à y voir une preuve positive que l'interprétation que je viens de donner soit la bonne; mais l'on ne serait pas autorisé davantage à y trouver une preuve en sens contraire.

Mais le rapport lui-même contient une pièce d'évidence fort curieuse qui infirme ce raisonnement.

Les pages 22-25 offrent des tableaux statistiques qui permettent de comparer les chiffres de ces maladies dans les différentes stations des quatre divisions militaires de l'Inde, pendant les années 1894-1895 (1). On y voit que des trente-quatre stations du Bengale, dix-neuf ont subi un accroissement des maladies, tandis que quinze (soit les trois septièmes des stations de la division) ont subi une diminution. Dans le Punjab, dix-huit sur trente présentent un accroissement et douze (c'est-à-dire les deux-cinquièmes) une diminution. Dans la division de Madras, quatorze stations sur vingt et une montrent un accroissement et sept une diminution (soit le tiers seulement). Dans la division de Bombay, sur vingt-deux stations, dix sont en accroissement, et douze (soit plus de la moitié) en diminution.

Il paraît donc que, tandis que l'abolition de la réglementation en 1893 était générale dans l'Inde, l'aggravation de la maladie était locale et partielle, ou bien de très courte durée. Déjà, en 1895, la maladie était en recul dans quarante-six stations sur cent-sept; en 1896 les chiffres pour le tout de l'Inde ont montré une diminution sensible et rien n'autorise à croire que cette diminution ne se fût pas maintenue dans l'armée de l'Inde, aussi bien que cela a été le cas dans l'armée de la mère-patrie, moyennant l'absence continue de la réglementation et l'absence de toute épidémie.

Malheureusement, tandis que les documents réunis dans le rapport étaient de nature à faire naître les doutes les plus sérieux sur l'efficacité du système, les conclusions des rapporteurs se formulaient en un sens tout contraire. Leur logique n'était pas très rigoureuse, mais elle suffisait à satisfaire le public qui n'approfondissait pas trop son enquête, ainsi que le monde militaire dont l'opinion était déjà faite. La publication du rapport fut suivie, peu de semaines après, par le rétablissement dans l'Inde de certaines mesures de réglementation dont la forme atténuée tenait compte du sentiment abolitioniste, très répandu en Angleterre. Quelque atténuées qu'elles soient, ces mesures ouvrent cependant la porte

(1) Années d'accroissement de 45 p. m. et de 10 p. m. respectivement, selon le tableau statistique, p. 15 du Rapport.

à tous les procédés et, malheureusement, à tous les abus de l'ancien système, toute entrave légale à ces procédés ayant été supprimée.

J'ai cru devoir parler de ce rapport avec quelque détail, parce qu'il est le document officiel le plus récent sur l'histoire de la réglementation dans l'Inde. J'ai essayé de démontrer que, s'il existe quelque part des preuves convaincantes de l'utilité du système, ce n'est pas là qu'il faut les chercher.

Mais si les preuves accumulées par les soins de Lord Onslow et de ses collègues ne paraissent pas très concluantes, il reste encore un problème à résoudre pour ceux qui veulent condamner le système tout entier, en vertu des preuves tirées de la statistique pure et simple. Le témoignage des chiffres doit toujours être corroboré par celui des faits et par le bon sens. Il suffira, pour le montrer, de poser deux questions que soulèvent les statistiques elles-mêmes, mais qu'elles sont incapables de résoudre. La première : la réglementation dans l'Inde a-t-elle jamais été de nature à réussir? n'est-elle pas restée une simple tentative que l'administration n'a jamais poussée jusqu'au point où elle pouvait être couronnée de succès? La seconde, la seule qui, à mon avis, nous mette véritablement aux prises avec le problème tout entier : Comment se fait-il que, si la réglementation dans l'Inde, du commencement à la fin, a eu si peu de résultat, que la voix du monde militaire, et encore plus celle du monde médical, soit presque unanime en faveur de ce système.

Je crois que la réponse à ces deux questions se trouve dans la chronique du développement graduel de la réglementation, telle que la contiennent les rapports officiels sur les mesures sanitaires dans l'Inde (1), rédigés annuellement par les soins du Gouvernement de l'Inde. Ces rapports mettent sous nos yeux un tableau de la lutte incessante entreprise contre la maladie par les fonctionnaires de l'armée britannique au moyen des règlements. Ils nous font assister aux efforts soutenus, aux triomphes fréquents, mais

(1) *Reports on Sanitary Measures in India*, from year to year.

de courte durée, aux désillusions, aux insolubles perplexités, aux inutiles persévérances des efforts et surtout aux défis des circonstances et aux inattendues interventions des causes. Lire ces ra pports l'un après l'autre, c'est entrer en contact avec les éléments du problème dans la forme sous laquelle il se présente aux acteurs sur la scène. Si quelqu'un s'imagine aujourd'hui que le système a abouti, pendant la période de son fonctionnement le plus parfait (2), à un succès indiscutable, qu'il lise ces rapports, ainsi que les autres documents officiels de cette période; il les trouvera fort instructifs. Il constatera chez presque tous les officiers médicaux, chargés de l'application des règlements, un sentiment de mécontentement, non pas envers le système qu'ils croient théoriquement parfait, mais en voyant l'impossibilité de le mettre en pratique, de manière à contrôler effectivement la source des maladies. Ils concluent généralement que le système est bon, mais qu'il doit être renforcé. Le lecteur pensera peut-être, que les faits consignés dans ces volumes, ont plus de valeurs que les conclusions. Sans doute, on doit les étudier à part les uns des autres; il faut surtout lire avec une sérieuse attention, afin de saisir tous les faits indiqués, puis négligés, qui pourraient renfermer le secret de la vraie solution du problème. Ces faits ne sont pas toujours d'ordre hygiénique et, cependant, ils appartiennent bien à notre enquête, car s'il est prouvé que ce système, si parfait qu'il soit en théorie, ne peut jamais être mis en pratique sans développer, par son influence indirecte, des conditions sociales, morales ou autres qui préparent son échec et contribuent à l'augmentation du mal qu'il devrait combattre, il est évident qu'il ne faut plus s'efforcer de l'améliorer, mais, au contraire, l'abandonner et chercher quelque autre moyen. La Conférence actuelle a été convoquée non pas pour raccomoder un vieux système, mais pour trouver le meilleur moyen de diminuer la maladie. Si nous cherchons à nous rendre compte de l'influence que la réglementation a eue sur la maladie, c'est pour rechercher la cause de son insuccès et y porter remède. Que ces causes soient plus profondes et plus diverses que nous ne nous le sommes imaginé, cela n'empêche pas que nous ayons à les rechercher. Si je dois donc faire allusion à des questions de morale,

(2) C'est-à-dire, d'après le Rapport de Lord Onslow, de 1872 à 1884.

je n'oublie pas pour cela la nature essentiellement hygiénique de notre enquête; bien au contraire. Il est, à mon avis, impossible d'envisager ce sujet avec une sincérité vraiment scientifique, si l'on écarte de la discussion tout les effets indirects de la réglementation sur les esprits, sur la conduite de l'individu est sur l'opinion publique, dont la réaction sur le fonctionnement de la salubrité publique est un des éléments les plus importants du problème.

Je passe à l'examen des phases successives du système dans l'Inde. La série des rapports sanitaires (1) pour le tout de l'Inde commence en l'année 1867-1868. Les règlements viennent d'être promulgués; les premiers résultats promettent un succès.

1868-1869. L'ouverture d'hôpitaux pour les femmes n'a pas produit les effets attendus. On remarque, dans les stations, des variations que l'on ne peut attribuer ni à la présence ni à l'absence de ces hôpitaux.

1869-1870. Dans la présidence de Madras, le système paraît favorable, et le caractère de la maladie semble heureusement modifié. D'un autre côté, il y a augmentation de la maladie dans vingt-neuf stations sur cinquante-deux. Le Commissaire sanitaire attribue ce peu de succès à la manière imparfaite dont fonctionne le système. La Commission sanitaire de l'armée trouve les données insuffisantes pour établir une comparaison.

1870-1871. Diminution notable des maladies, attribuée à l'établissement du système. D'un autre côté le rapport du Bengale n'est pas satisfaisant, et les fluctuations en plus et en moins dans les différentes localités sont extrêmement irrégulières.

1871-1872. On prétend que ce ne sont pas les règlements qui sont fautifs, mais seulement leur application. Les officiers et les magistrats sont requis de faire arrêter les femmes soumises qui échappent aux règlements. On trouve que la maladie est très répandue parmi les femmes, mais qu'elle est d'un type moins viru-

(1) Il faut expliquer que ces rapports, rédigés sous les auspices du gouvernement de l'Inde, renferment le rapport du commissaire sanitaire auprès de ce Gouvernement, lequel généralise les faits sanitaires relatifs à chaque province (présidence); puis le rapport de la Commission sanitaire de l'armée à Londres, qui passe en revue les faits rapportés par le commissaire, ainsi que ses conclusions; et enfin, sous forme de préface, un bref résumé du tout, émanant, si je ne me trompe, du Ministère de la Guerre.

lent. Elle s'accroît aussi chez les soldats dans le Bengale : on craint que les chiffres donnés ne représentent pas le total de cet accroissement. Dans la ville de Madras, diminution extraordinaire ; dans d'autres stations de la Présidence, au contraire, augmentation sérieuse ; dans une d'entre elles, dans le Burma, les maladies ont doublé « malgré l'introduction des règlements ». Quatre ans auparavant, l'on vantait l'état sanitaire de cette station, que l'on attribuait à la rareté de la prostitution dans le Burma. La Commission sanitaire de l'armée fait remarquer que les mêmes mesures produisent des effets différents dans les différentes stations ; elle signale aussi le fait qu'on ne peut établir de proportion sensible entre les maladies des hommes et celles des femmes. La maladie semble dépendre en partie de la saison, avec la plus grande fréquence en hiver. On en conclut que la loi ne fait presque rien, et que l'énergie de l'administration fait tout ; que s'il est impossible d'obtenir des résultats mieux proportionnés aux efforts, on doit se demander s'il ne vaudrait pas mieux dépenser les sommes, actuellement appliquées au maintien du système, pour essayer de réduire les autres sources de la maladie.

1872-1873. Nous voici arrivés à la période caractérisée par Lord Onslow dans son rapport, comme étant la période du plein fonctionnement de la réglementation dans l'Inde. La somme des efforts tentés pour faire produire, à l'application la plus stricte des règlements, les résultats attendus, ne fait que mettre en lumière la difficulté qu'il y a à soumettre les femmes à un contrôle effectif, ainsi que l'inconsistance des résultats qui ne paraissent obéir à aucune loi. Nous retrouverons ces deux éléments du problème au cours de toute la période en question. Le rapport sur 1872 constate que, abstraction faite de toute mesure préventive, la maladie subit de très grandes variations ; qu'il n'y a pas de rapport sensible entre les chiffres de la maladie chez les hommes et chez les femmes ; que les variations paraissent plutôt découler de circonstances et de conditions tout à fait étrangères à la réglementation. Dans la ville de Madras, la maladie diminue fortement à partir de l'introduction du régime ; mais d'autre part, la difficulté d'exercer une surveillance efficace sur les femmes est générale dans cette présidence. A Rangoon, l'officier médical avait espéré que les femmes comprendraient les avantages du système et s'y soumettraient volontiers ; il n'en a rien été : « Le nombre des femmes enregistrées a diminué, et les femmes qui ne sont pas enregistrées ont trouvé moyen d'éluder la loi. » A Bangalore, le Comité d'officiers ne sait d'autre expédient effectif que le *Lal Bazar* du régiment, c'est-à-dire, la maison tolérée sous les auspices des autorités militaires. Le secrétaire d'État pour l'Inde se refuse à prêter l'oreille à une telle proposition.

1873-1874. Mêmes différences de station en station, mêmes résultats incertains. On présente un tableau des chiffres relatifs au Bengale à partir de 1858. Premièrement, on fait voir que la maladie avait fortement diminué avant l'établissement d'hôpitaux spéciaux pour le contrôle des femmes et qu'elle avait atteint son minimum en 1867, l'année même de la mise en activité générale de ces établissements (1). Dans la Présidence de Madras, les règlements ne fonctionnent qu'avec une extrême difficulté. On dit que la maladie diminue dans la population civile. Bien que peu exactes, les données paraissent indiquer que les aggravations et les améliorations sont indépendantes de l'activité préventive.

1874-1875. Dans vingt-huit stations réglementées du Bengale accroissement des maladies, dans dix-sept autres, diminution. Les stations non protégées paraissent souvent atteindre le minimum (2).

« L'expérience constante du passé, dit le rapport de la Commission sanitaire de l'armée, tend à prouver... que le chiffre de ces maladies dans l'armée de l'Inde est sans rapport avec les mesures réglementaristes de la prostitution, mais dépend d'autres caractères encore inconnus de la maladie (3). Il faut apparemment admettre que la diffusion de la syphilis, pendant telle ou telle période, dépend d'autre chose que de la contagion seulement. Les statistiques de l'année démontrent qu'en comparaison des quatres années précédentes, il y a eu un très regrettable mouvement rétrograde. Dans plusieurs stations protégées, l'accroissement est très considérable. Cela provient, disent les officiers médicaux, des défauts de la surveillance policière. » Et encore : « L'expérience sur la réglementation dans la Présidence de Madras paraît fournir un argu-

(1) Voir *Sanitary Measures in India*, 1873-1874, p. 61.

(2) Probablement des stations peu importantes, avec un petit nombre de prostituées.

(3) « Depends on other yet undiscovered points about the disease. »

ment, si ce n'est en faveur de l'abolition du système, tout au moins en faveur de la diminution de la confiance que l'on croyait pouvoir mettre dans ce moyen de protection ».

1875-1876. Les rapports des différentes stations continuent à montrer que les moyens employés et les résultats obtenus, sont sans relation les uns avec les autres. A Darjeeling on croit pouvoir attribuer une amélioration à une stricte surveillance des hommes, plutôt qu'au fonctionnement perfectionné des règlements. Dans le Punjab, « il n'y a que trois stations sur seize qui ne pré sentent pas un accroissement, parfois très considérable, sur les chiffres de l'année précédente »... « Le gouvernement de l'Inde, tout en déplorant ces résultats défavorables, admet qu'une seule femme, non suspecte, peut causer un mal infini et dérouter les calculs les plus exacts. »

On constate des améliorations à Meerut, Agra, Bareily et Cawnpore. Dans cette dernière ville, l'amélioration est attribuée à deux causes: l'interdiction faite aux soldats d'entrer dans la ville, crainte du choléra, et la séquestration des femmes enrégistrées dans les quartiers contigus à l'hôpital. A Bellary, « qui à été jusqu'à présent une des stations les plus sérieusement affectées », il y a une diminution remarquable qui « paraît s'être produite sans que des efforts correspondants aient été faits dans le service préventif ». A Secunderabad, au contraire, il y a un accroissement des maladies, parallèle à l'accroissement dans l'activité de l'application des règlements. A Kamptee, la surveillance est très active, mais « il faudrait, pour supprimer la prostitution clandestine, un zèle et une vigilance que l'on ne rencontrera jamais » .. « L'expérience de plusieurs autres stations démontre la difficulté entrême qu'il y a à faire appliquer des mesures préventives suffisamment rigoureuses »

On n'avait, à l'égard des femmes, que fort peu de scrupules : « A Dinapore, le Comité de cantonnement a examiné la possibilité du contrôle des femmes indigènes employées comme domestiques... et le Gouvernement local a donné l'ordre au magistrat de faire les démarches nécessaires pour enregistrer toutes les personnes *qu'on pourrait raisonnablement soupçonner* de recevoir des soldats européens ».

Voici une réponse très précise qui s'applique exactement à la première question posée à la Conférence d'aujourd'hui :

« La question à résoudre, c'est de savoir quel a été l'influence du contrôle exercé sur les femmes, dans les nombreuses stations du pays, sur la diminution des maladies vénériennes parmi les soldats de l'armée britannique dans l'Inde. La réponse qu'on doit faire à cette question, n'est pas favorable. Nulle part, il ne s'est produit un résultat permanent et décisif... Aucune supériorité certaine des stations protégées sur les non-protégées n'a pu être établie. On prétend que la maladie est plus benigne qu'autrefois, mais on ne cite pas de preuves à l'appui. Comment, d'ailleurs, ce résultat pourrait-il être atteint si ce n'est que la contagion est transmise par les femmes enregistrées, puisque les autres ne sont soumises à aucun contrôle médical et que la maladie chez ces dernières ne peut en recevoir une influence quelconque... » C'est un grand désappointement que de devoir avouer que les règlements ont manqué leur but. L'administration sanitaire qui les a introduits a soigneusement veillé, d'année en année, à leur application, et a fait de temps à autre des propositions destinées à les perfectionner, toujours avec l'espoir d'aboutir enfin; mais cet espoir ne s'est point réalisé, et il est très évident que les femmes qui sont la véritable source de l'infection continuent à échapper aux recherches, ou bien que les femmes enregistrées, quoique paraissant absolument saines, sont néanmoins capables de propager la maladie. C'est là un danger dont on ne semble pas soupçonner la gravité. »

J'ai cité ces extraits pour démontrer : 1° que les règlements ont été très soigneusement appliqués dans l'Inde pendant cette période, et que l'on s'est efforcé sans cesse de les faire réussir ; et 2° que plus ces efforts ont été énergiques et intelligents, plus ils ont mis en relief les écueils presque inévitables que signale la Commission sanitaire, c'est-à-dire la prostitution clandestine et la diffusion de la maladie par les femmes enregistrées, en dépit de toutes les précautions.

Néanmoins, le Gouvernement ne désespère pas; on fait de nouveaux efforts. L'année suivante (1876-1877) on remarque dans les rapports un ton plus ferme; la persistance obstinée du mal indique, à ce que l'on croit, la nécessité de mesures encore plus rigoureuses; l'insuccès ne doit être attribué qu'à l'attitude des femmes qui éludent le contrôle médical. On a donné la plus sérieuse attention aux critiques de la Commission sanitaire; on a fait des enquêtes et on a trouvé que le système se justifiait, demandait même son extension. Le Gouvernement propose qu'on soumette au contrôle médical une partie plus considérable de la population. En même temps, on insiste qu'il faut essayer d'agir sur les soldats eux-mêmes, en vue desquels existe la réglementation. On admet que l'étendue des maladies dépend surtout du contrôle exercé sur les hommes plus encore que de l'enregistrement des femmes. On remarque que les statistiques varient d'une manière inexplicable d'une année à l'autre, de telle sorte que l'on ne peut dire s'il y a amélioration ou non; les personnes les plus compétentes ont des opinions les plus diverses. L'officier médical en chef ne partage pas le « découragement extrême » de la Commission sanitaire. Il attribue l'accroissement des maladies aux conditions nouvelles du service militaire (1), et fait allusion avec un certain ton de regret, au régime qui existait avant la révolte de 1857. « Il est vrai, » dit-il, « qu'il n'y avait pas d'hôpitaux pour les femmes, mais il y avait toujours les *Lal Bazar* des régiments, sanctionnés par la constante coutume du service. Chaque régiment avait son contingent de prostituées périodiquement soumises à la visite, et au bien-être desquelles il était soigneusement pourvu ». La difficulté de faire enregistrer les prostituées clandestines va toujours croissant. « Les femmes sont assez riches pour suborner la police; les agents inférieurs acceptent volontiers les gratifications (bribes); enfin, les hommes se refusent à aider les recherches de la police. »

Les rapports de province présentent les variations habituelles. A Lucknow, diminution considérable, mais beaucoup de maladies encore; à Bangalore, peu de femmes enregistrées, beaucoup de femmes non enregistrées, et pourtant « la syphilis a considérablement diminué chez les hommes et chez les femmes; de plus, elle a pris un caractère relativement bénin. » A Kamptee, beaucoup de zèle, peu d'effet. De même à Secunderabad. A Bangalore, amélioration très remarquable; on recommande des enquêtes spéciales pour constater les causes de ce résultat et pour obtenir des renseignements utiles (1).

La Commission sanitaire ajoute : « Des études récentes et très exactes faites sur l'histoire des maladies dites infectueuses prou-

(1) *Voir* Rapport de Lord Onslow, p. 6. J'ai fait déjà certaines remarques sur ce passage.

(1) Je ne sais si ces enquêtes se sont jamais faites.

vent que la prophylaxie de la maladie ne peut plus être basée sur le seul fait de la contagion. »

Le gouvernement de l'Inde recommande les mesures suivantes: Délimitation des localités soumises à la réglementation ; recherche des prostituées clandestines par une police spéciale, punition de ces dernières par des peines plus sévères, coopération plus active des autorités civiles et militaires.

1877-1878-1879-1890. — Mêmes faits, mêmes observations. Absence de rapport entre les maladies des femmes et celles des hommes. Accroissement de la prostitution par suite de la famine, et, partant, accroissement des maladies. Les choses vont de mal en pis; « les résultats de 1878 sont moins favorables que ceux de n'importe quelle année depuis 1862 ». La maladie se montre dans les formes les plus sévères. « L'insuccès du système a été général et frappant. » En 1879, aucune amélioration. Les efforts de la police sont impuissants contre la prostitution clandestine. On affirme que la maladie diminue en gravité sinon en étendue, mais, « la proportion de syphilis secon- daires pendant neuf années ne permet de le croire ». On fait des propositions anciennes et nouvelles; quelques-unes sont réalisées, mais aucune ne réussit. A Dinapore (1880-1881), on propose de récompenser les dénonciateurs de femmes insoumises. « Dans toutes les présidences, les efforts restent presque inutiles (2). »

L'année suivante (1881-1882), accroissement continu. Le gouvernement de l'Inde se refuse à rétablir le système dans une nouvelle station, vu son insuccès général dans toutes les présidences.

Telle est l'histoire de la période la plus active du système (3); telles sont les preuves de son succès.

L'on ne saurait dire qu'il n'y ait eu de la part des officiers chargés d'appliquer le système beaucoup d'énergie et beaucoup de persévérance, si ce n'est beaucoup d'intelligence. Mais pourquoi une foi si persévérante en dépit de l'expérience?

C'est que, en premier lieu, on ne voit pas d'autre remède ; il est vrai qu'on ne l'a peut-être pas cherché très soigneusement.

(2) Les rapports pour les trois années 1879, 1880 et 1881 font aussi remarquer que les maladies sont très fréquentes parmi les troupes des vaisseaux-transports arrivés de Portsmouth, l'un des ports anglais soumis alors à la réglementation.

(3) 1872-1884. *Voir* Rapport de Lord Onslow, p. 6.

En second lieu, comme je l'ai dit au commencement de ce rapport, les succès du système se manifestent surtout dans les détails. Chaque cas de maladie découvert et relégué à l'hôpital compte pour un succès. On n'admet jamais d'ailleurs la possibilité de se tromper. Aucun officier chargé du contrôle médical des femmes soumises ne veut croire qu'un seul cas de maladie puisse échapper à sa perspicacité; il y va de son crédit; les officiers les plus énergiques sont ici les plus affirmatifs. Quant à la prostitution clan destine, elle est le fait des sous-ordre de la police, de l'insouciance du magistrat, de la limitation de ses pouvoirs et du manque d'argent; changez tout cela et vous aurez un succès éclatant. La foi dans la valeur absolue de la visite médicale a fini par créer cette idée généralement admise que l'état sanitaire d'une station est d'autant meilleur que le nombre des femmes enregistrées est plus grand, et que le nombre de celles que l'on relègue à l'hôpital est une preuve de la nécessité de la réglementation. Ces déductions contredisent assurément le bon sens, qui dit plutôt que la présence d'un grand nombre de ces femmes est l'indice d'une immoralité très répandue, et que leur entrée en masse dans les hôpitaux indique l'extension des maladies malgré tous les efforts. Et pourtant les officiers, dominés par cette idée, qui est le produit aussi bien que l'appui de la réglementation, en viennent à croire théoriquement que les maladies qui n'ont jamais été vaincues peuvent et doivent l'être, tandis que les tendances immorales tout auss indomptées doivent le rester toujours et demeurer irréductibles; et néanmois, c'est précisément l'immoralité qui produit la maladie. On entre en lutte avec l'effet, on ne veut pas s'attaquer à la cause.

A partir de 1881, le conflit d'opinion devient encore plus aigu. Le gouverneur-général de l'Inde propose au Gouvernement britannique d'abandonner définitivement le système, aussi bien dans les municipalités où il existe que dans l'armée. La Commission sanitaire appuie cette proposition, en affirmant « que cette législation n'a point réussi à protéger la santé des troupes, et qu'aucun fait ne justifie la continuation de son application »; elle cite comme suit le rapport du chirurgien général et officier médical en chef des troupes britanniques dans l'Inde: « Personne ne prétendra que les mesures répressives... se justifient par des succès appréciables. On attribue d'ordinaire leur évident échec aux imperfections de leur application et surtout à l'impossibilité d'y astreindre un nombre beaucoup plus grand de femmes... Mais il est bien évident que l'insuccès d'une expérience de dix-sept années prouve l'insuffisance absolue des moyens employés (1)... A mon avis, il serait aussi raisonnable de vouloir éteindre un feu follet en le foulant au pied que de prétendre étouffer les maladies vénériennes au moyen de l'enregistrement et de la séquestration de quelques prostituées choisies dans la masse de femmes impudiques. »

La Commission sanitaire cite encore d'autres témoignages, pour prouver que les mesures actuelles sont inutiles et que les obstacles qui s'opposent à l'introduction de mesures plus efficaces sont probablement insurmontables; néanmoins, on n'a pas le courage de proposer l'abolition du système et l'emploi de mesures d'un tout autre ordre. On demande des pouvoirs plus étendus, en vue de l'enregistrement des femmes suspectes et de la suppression de la prostitution clandestine. La Commission sanitaire, tout en tenant compte de ces propositions, observe: « qu'il n'y a rien dans ces lettres pour indiquer de quelle manière pourrait être perfectionnée l'application de la loi actuelle (2) ».

En réponse, le Gouvernement britannique se refuse à l'abolition des règlements, soit dans les municipalités, soit dans les cantonnements. Il prend note des arguments fournis en faveur de cette abolition, mais, d'autre part, il cite le rapport d'une commission d'enquêtes de la Chambre des Communes sur l'application du système dans quatorze ports et villes de garnison d'Angleterre, ainsi que le rapport, également favorable à la réglementation, d'un petit comité d'experts à Calcutta (3).

(1) « Means nothing more nor less than the total inadequacy of the measures to effect the proposed end. »

(2) Voir *Parliamentary Paper*, 200 of 1883.

(3) Observons que les conclusions de ce dernier rapport reposent surtout sur les statistiques fournies par le surintendant des hôpitaux spéciaux des femmes soumises à Calcutta. Mais pour établir ses statistiques, cet officier refuse de se conformer à la méthode ordinaire, et veut démontrer l'effet des mesures préventives locales en ne tenant compte ni des cas importés d'autres stations, ni des cas secondaires, ni des autres maladies vénériennes. Il prétend que « le fait qu'il s'agit de constater, c'est tout simplement la quantité de contagions syphilitiques primaires qui se produisent dans un endroit donné ». — Le commissaire sanitaire auprès du gouvernement de l'Inde, membre également du Comité, remarque « qu'il est souvent impossible de constater l'endroit où la mala-

Il craint qu'en abolissant ces mesures, on ne produise un tel accroissement du mal qu'il ne faille les réintroduire immédiatement, ce qui serait extrêmement difficile ; mais il consent, à titre d'expérience, à une suspension temporaire des règlements, soit dans les municipalités, soit dans les cantonnements. Là où cette suspension sera effectuée, les précautions actuelles devront être remplacées par un système spécial d'hôpitaux gratuits et strictement volontaires pour toutes les femmes syphilitiques.

Le résultat définitif de toutes ces transactions fut la fermeture, à partir du commencement de l'année 1885, des hôpitaux féminins spéciaux dans quinze des plus importantes stations ; on ne leur a substitué, que nous sachions, aucun hôpital gratuit ni aucune organisation pour des soins volontaires. La brusque fermeture de ces hôpitaux, dans des localités où le système s'était profondément enraciné et avait eu le temps de produire tous ses effets moraux et sociaux, a été tout naturellement suivie de cette augmentation soudaine des maladies dont j'ai essayé d'apprécier le caractère en analysant le rapport de Lord Onslow.

Il n'est pas nécessaire de poursuivre plus loin cette histoire déjà trop longue ; je l'aurais beaucoup raccourcie si je n'avais tenu à ne négliger aucun des faits favorables à la réglementation. J'ai essayé de répondre à la question relative à l'influence de la réglementation en prouvant, non pas que celle-ci n'ait jamais réussi, ici ou là, et à un moment donné, à réduire quelque peu les ravages de la maladie, mais que cette amélioration n'a jamais été ni générale ni permanente, et que tous les efforts faits pour perfectionner son fonctionnement n'ont fait que mettre mieux en relief le caractère insurmontable des difficultés qu'elle rencontre ou qu'elle crée. Je ne reviendrai pas ici sur ce que j'ai dit ailleurs (1) des méthodes employées plus tard pour éloigner le soldat non pas de l'immoralité, mais de l'immoralité clandestine ; il me paraît suffisamment évident que de semblables méthodes ne peuvent qu'encourager la débauche et accroître la maladie.

J'ai terminé le récit des faits qui établissent l'influence de la

die a été contractée... Avec un tel système... on peut avoir un hôpital plein de malades, et affirmer, en même temps, qu'il n'y a pas un seul cas de la maladie ». — Voir *Parliamentary Paper*, 200 of 1883.

(1) *Voir* Compte rendu de la Conférence, pp. 63, 64.

réglementation sur la diffusion des maladies vénériennes parmi les troupes britanniques dans l'Inde. Au travers de beaucoup de voix confuses et d'opinions contraires, on dicerne partout une réponse distincte et assez défavorable. Je ne saurais mieux la résumer que par les termes mêmes d'un rapport spécial de la Commission sanitaire de l'armée sur les statistiques de l'année 1892 (après l'abrogation des règlements) .« Beaucoup de personnes trouvent la chose toute simple, quant aux causes et quant au remède. Le contrôle médical des femmes a été aboli, disent-elles, aussi les maladies ont-elles empiré ; rétablissez le contrôle médical, et l'accroissement des maladies cessera. Des centaines de soldats qui aujourd'hui remplissent les hôpitaux reviendront à leur devoir, et au lieu d'être aux prises avec une maladie qu'ils transmettront très probablement à leurs enfants, ils garderont leur santé et deviendront des pères de famille au corps sain... Malheureusement, les faits ne justifient pas cette opinion » (1).

Après la question historique vient la question scientifique, c'est-à-dire celle de savoir s'il n'y a pas dans la nature même du système (envisagé comme un ensemble scientifique de moyens destinés à atteindre un certain but), quelque erreur fondamentale capable de produire à tout moment des résultats inattendus et inexplicables.

J'ai déjà cité quelques passages des rapports de la Commission sanitaire qui semblent toucher à ce point de l'enquête. Il y en a plusieurs autres que je n'ai pas cités ; ils peuvent tous se résumer, me semble-t-il, en trois propositions :

1° La maladie peut être communiquée par des femmes enregistrées, qui sont en apparence absolument saines ;

2° Il est très souvent impossible d'établir un rapport entre les chiffres des maladies chez les femmes et chez les hommes ;

3° La diffusion de la syphilis à telle ou telle époque dépend d'autres causes que de la contagion seule.

Il est fort surprenant que des indications d'une telle importance, et provenant d'une autorité aussi haute que la Commission sanitaire de l'armée, n'ait jamais été l'objet d'une plus sérieuse attention ni donné lieu à une enquête scientifique pour vérifier ses constatations et pour en rechercher les causes. Peut-être pourra-t-

(1) Voir *Parliamentary Paper*, 318 of 1895.

on cependant indiquer, à l'aide d'autres sources de renseignements, la direction dans laquelle il faut chercher des lumières.

1° Relativement à la première de ces trois propositions je me borne à transcrire quelques-unes des constatations de feu le Dr Stoukowenkoff, professeur de syphilidologie à l'université de Kiew, empruntées à une petite brochure intitulée : *La réglementation jugée théoriquement au point de vue de la syphiligraphie moderne*, dans laquelle il aborde la question entière sous son aspect purement scientifique, en demandant « si la réglementation, considérée comme mesure sanitaire opposée à la diffusion de la syphilis, repose solidement sur les données scientifiques fournies par les théories actuelles de la syphilis. »

« C'est au cours du premier tiers de ce siècle, dit-il, qu'a été conçu et pratiquement organisé le système actuel. A cette époque, la théorie unitaire prédominait, et les syphiligraphes reconnaissaient... la contagiosité dn chancre syphilitique primitif seul. Après la disparition du chancre, on déclarait le sujet inoffensif au point de vue sanitaire, et on le considérait comme incapable de transmettre son mal aux personnes saines.

« Partant d'une telle théorie, il était logique d'instituer un règlement prescrivant la séquestration de tout individu porteur d'un chancre syphilitique... En retirant le malade de la circulation, on le mettait dans l'impossibilité de... transmettre la contagion aux individus sains, et cela était nécessaire seulement pendant la courte période d'évolution du chancre...

« Nous savons maintenant que, malheureusement,... le chancre spécifique ne fait que marquer le commencement d'une période où le malade, *pendant de longues années*, peut transmettre la syphilis aux autres par toutes les parties de son organisme...

« En remontant à la conception de nos prédécesseurs de la nature et de l'évolution de la syphilis, nous comprenons que les réglementaristes d'alors aient regardé leur système comme logique et très propre à assainir la prostitution. Il ne faut donc pas s'étonner que les gens de cette époque aient grandi dans un telle conviction, et l'aient léguée aux générations suivantes, malgré les progrès de la science. La réglementation a été une sorte de muraille épaisse qui a empêché la société de considérer la syphilis à la lumière des rayons que la science projetait sur cette maladie....

« Les progrès scientifiques réalisés dans l'étude de la pathologie de la syphilis permettent de considérer aujourd'hui les vérités suivantes comme établies :

« I. Après l'évolution de l'ulcère syphilitique primitif (chancre induré) commence la période de la maladie appelée condylomateuse (secondaire), qui dure plusieurs années (sept à dix ans). Pendant cette période, la peau et les muqueuses visibles du malade sont affectées, périodiquement et à des intervalles irréguliers, de lésions nombreuses qui se présentent sous l'aspect d'éruptions de formes diverses et d'infiltrations spécifiques. Ces manifestations ou récidives constituent ce qu'on appelle les périodes actives de la maladie. Entre les récidives s'écoulent des intervalles qu'on désigne sous le nom de périodes latentes ou intermédiaires et qui sont caractérisées par l'absence de phénomènes sur les surfaces du corps qui sont accessibles aux recherches cliniques ordinaires.

« II. Toutes les manifestations actives de la période condylomateuse transmettent la syphilis, et cette contagiosité des accidents secondaires est considérée aujourd'hui comme une vérité incontestable. Au cours de cette même période, la maladie se transmet aussi par voie d'hérédité.

« III. Pendant toute la période condylomateuse, le sang du sujet est contagieux et capable de communiquer la syphilis aux individus sains. »

Le Dr Stoukowenkoff cite des cas bien constatés de nourrices saines, qui ont été infectées en allaitant des enfants syphilitiques, alors que ceux-ci ne présentaient aucune trace apparente de la maladie; de même des nourrices qui se trouvaient dans la période latente de la syphilis et qui ne présentaient aucune manifestation active, ont cependant contaminé leurs nourissons; il cite d'autres preuves encore de la contagiosité et de l'hérédité de la syphilis secondaire dans la période latente, et conclut :

« Tous ces faits, et bien d'autres encore de la même nature, ont amené les syphiligraphes à se faire une loi, en vertu de laquelle, dans un but prophylactique, ils interdissent à tout syphilitique de se marier avec un individu sain aussi longtemps que la période condylomateuse n'est pas complètement arrivée à son terme. De même, on ne permet pas aux nourrices qui sont dans cette période de la maladie d'allaiter des enfants non syphilitiques....

« Après la période condylomateuse, le syphilitique peut entrer dans la période gommeuse, dont les manifestations morbides ne sont pas contagieuses, et ne saurait donc transmettre le mal à des individus sains....

« La guérison complète de la syphilis exige un traitement réitéré pendant les deux ou trois premières années de la maladie....

« Après toutes ces constatations, nous voici bien loin de la conception que s'était faite, au commencement du siècle, les représentants de la science.

« Il est clair que la manière d'envisager la nature, l'évolution et la contagion de la syphilis a complètement changé depuis l'époque où les réglements ont été institués.

« Jetons maintenant un coup d'œil sur le rapport qui existe entre les mesures sanitaires qui sont à la base de la réglementation actuelle et l'état présent de la syphiligraphie.

« La réglementation actuelle a pour but :

« 1° De soumettre toutes les femmes publiques à la visite médicale, périodique et obligatoire. Suivant les pays, la périodicité de la visite varie : une fois par mois, une fois par quinzaine, une fois par semaine, deux fois par semaine.

« 2° D'envoyer sur-le-champ à l'hôpital, pour qu'elle soit soumise au traitement ordinaire, toute femme qui présente des manifestations apparentes de la maladie. Après la disparition des symptômes extérieurs, la femme revient à son métier, munie d'un certificat par lequel l'administration certifie qu'elle est saine. On lui donne la même attestation si à la visite on n'a trouvé sur elle aucune manifestation active. »

Tout en signalant le fait évident « qu'il y a désaccord entre les mesures prises et la théorie même de la syphilis », le Dr Stoukowenkoff veut attirer l'attention « sur l'état sanitaire dans lequel se trouve la prostitution elle-même ».

« Le fonctionnement de la police sanitaire a eu pour résultat de créer une classe particulière de personnes, les prostituées inscrites.

« D'exacts travaux statistiques, dont les bases ont été posées par le Dr Sperck dans son remarquable travail sur « la syphilis dans la population féminine de Saint-Pétersbourg », nous fournissent les notions suivantes sur la santé de cette classe spéciale de personnes :

« 1° On trouve toujours, dans les rangs de la prostitution inscrite, de 40 à 50 p. c. de femmes syphilitiques à la période condylomateuse ;

« 2° Toutes ces femmes fonctionnent avec la garantie que donne la formule « saine » : *a*) pendant les périodes latentes de la maladie; *b*) dès que la récidive est arrivée à son terme; *c*) au début de la récidive;

« 3° Toutes les femmes saines qui entrent dans les rangs de la prostitution inscrite deviennent très vite syphilitiques, et dans tous les cas, après un délai maximum de deux à trois années;

« 4° Un tel état de choses ne saurait être l'effet du hasard; il apparaît comme la conséquence inévitable du système.

« Si maintenant, nous comparons d'une part les découvertes modernes sur la contagiosité de la syphilis, et d'autre part, la façon dont l'administration envisage l'état sanitaire des prostituées inscrites, nous voyons que la réglementation se trouve en pleine contradiction avec la science. D'abord, la science ne reconnaît point du tout un syphilitique comme sain dès que les manifestations extérieures de la maladie ont disparu. Elle exige, au contraire, avant de lui donner une pareille qualification, qu'il ait été soumis à une médication efficace, qu'un temps assez long se soit écoulé, deux, trois et même quatre années depuis le début de la maladie, et que, dans tous les cas, le dernier phénomène condylomateux ait disparu depuis deux ans au moins. C'est alors seulement qu'on peut déclarer le malade guéri, et seulement alors qu'on peut lui permettre de se marier. Le règlement, lui, se contente d'envoyer pour quelque temps la prostituée malade à l'hôpital. Là, au moyen d'un traitement de courte durée, d'un ou deux mois, on fait disparaître les symptômes extérieurs, après quoi la police sanitaire garantit la syphilitique comme *saine*. »

« Il me sera sans doute permis de demander quelle raison peut bien avoir le règlement pour prescrire des mesures sanitaires qui se trouvent en contradiction si évidente avec les constatations les plus incontestées de la science. Comment se fait-il qu'un syphilitique ou qu'une syphilitique à la période condylomateuse risque de transmettre sa maladie à l'individu sain quand les rapports sexuels sont consacrés par le mariage, tandis qu'on n'y trouve pas le même danger quand ces rapports s'exercent en dehors du mariage et qu'ils sont en outre démesurément multipliés?...

« Il résulte... que la réglementation doit nécessairement en venir à écarter des rangs de la prostitution inscrite toutes les syphilitiques, depuis le jour où elles contractent la contagion jusqu'au moment où elles sortent de la période condylomateuse, c'est-à-dire pendant trois ou quatre ans au minimum. Autrement, elle n'est pas en droit de se faire considérer comme une institution protectrice.

« Mais si ce mode de faire prévalait, les prostituées malades rentreraient dans la population, car il est matériellement impossible de les garder toutes emprisonnées. Il faudrait les remplacer par d'autres, saines, qui tomberaient infailliblement malades à leur tour, pendant les deux ou trois premières années de l'exercice de leur profession... De cette manière, la réglementation recruterait sans cesse des femmes saines pour le service des clients de la prostitution, et rejetterait des femmes syphilitiques dans la population. »

Et cela, pour protéger cette population contre la contagion !

Après cet examen de la théorie de la réglementation, le docteur passe à celui de son application pratique.

« Admettons que, grâce à la réglementation, on réussisse à éloigner de la prostitution officielle toutes les femmes évidemment malades... La prostitution inscrite contiendrait ainsi seulement des femmes dans les périodes intermédiaires de la syphilis, où les malades ne présentent pas de symptômes apparents. Admettons, en d'autres termes, que l'idéal de la réglementation actuelle soit atteint, et qu'elle ait pu amener la prostitution surveillée à l'état qu'elle se propose. Voyons, même dans ce cas, jusqu'à quel point le système serait pratique.

« Si le sang du syphilitique condylomateux reste contagieux, il pourra communiquer l'infection... aussi longtemps que dure cette contagiosité... La fréquence extrême des rapports, particulière aux maisons de tolérance... favorise la formation des écorchures et des plaies... et facilite d'autant la transmission de la syphilis... Mais, en réalité, les conditions sont encore moins favorables... »

Il constate ensuite d'autres faits, tels que la présence des « infiltrations spécifiques qu'il est pourtant impossible de constater, même au moyen de l'examen le plus minutieux, ainsi que l'ont prouvé les recherches pathologo-anatomiques de Neumann », les sécrétions inappréciables mais dangereuses, les manifestations actives à faible développement, qui échappent facilement à l'examen, même quotidien, et le développement des phénomènes qui caractérisent la récidive pendant l'intervalle qui sépare deux visites.

En tenant compte de toutes ces observations, il affirme le danger auquel s'exposent les clients des femmes inscrites, et il ajoute :

« Le Dr Sperck, de Saint-Pétersbourg, qui s'est appliqué avec un si grand zèle à faire la lumière sur l'état pathologique de la prostitution inscrite, affirme, en s'appuyant sur de sérieuses observations statisttques, que les six septièmes du grand nombre d'hommes qui ont réclamé ses soins pendant quatre ans, avaient contracté la syphilis dans le contact des prostituées inscrites condylomateuses. Plosieurs autres auteurs donnent des chiffres analogues.

« Ainsi, même au point de vue de la pratique, la réglementation ne soutient pas la critique ; par conséquent la prostitution inscrite ne peut, en aucune manière, être considérée comme assainie. »

Et, encore une fois :

« Il fut un temps où le public, voyant la syphilis se répandre de plus en plus, attendait quelque mesure rationnelle qui le garantit de l'infection. Il accepta facilement alors l'institution de la police médicale, qui répondait exactement aux théories scientifiques de l'époque...

« Les générations suivantes grandirent dans la conviction traditionnelle que les règlements constituaient une réelle sauvegarde contre l'infection syphilitique et que les femmes contrôlées étaient incapables de transmettre la contagion... La société vivait ainsi tranquille, bercée par cette foi qui rendait toute initiative privée superflue, detruisait tout souci de la sécurité personnelle et, par cela même, empêchait les saines notions sur la nature de la syphilis de pénétrer dans le peuple...

« Les résultats sont déplorables. La jeunesse est trompée par les idées traditionnelles, trompée par l'attestation fausse et véritablement criminelle qu'on donne aux prostituées. Elle trouve, dans les maisons officiellement protégees et patentées, des femmes munies de certificats de santé, dont la moitié sont infectées et inoculent leur affreux poison à des gens qui sont surtout coupables d'avoir eu trop de confiance dans la réglementation officielle.

« Ce préjugé sur l'efficacité sanitaire des règlements est surtout répandu parmi les étudiants, qui... évitent soigneusement les clandestines et croient ainsi se défendre de l'infection...

» Depuis quelques années que je réside à Kieff, j'ai recueilli des données... sur les sources où les étudiants qui ont réclamé mes soins avaient puisé leur infection. Sur 213 étudiants syphilitiques, 189, soit le 88.7 p. c., avaient été contaminés par des prostituées officielles, et seulement 24, soit le 11.3 p. c. par des clandestines. »

Il conclut donc :

« Que la réglementation actuelle de la prostitution ne repose pas sur les principes de la syphiligraphie moderne » ; qu'elle « induit le public en erreur sur l'état sanitaire de la prostitution inscrite, et par là favorise l'extension de la syphilis » ; qu'elle « paralyse l'instinct qui pousse l'individu à se protéger lui-même de la syphilis, et contribue ainsi, d'une manière détournée, à aggraver l'extension de la maladie. »

Enfin, « la prostitution réglementée concentre les syphilitiques condylomateuses dans ses rangs, et condamne les femmes saines qui en font partie à une rapide infection. Elle devient ainsi l'un des foyers principaux qui répandent la syphilis dans le peuple. »

Le professeur Dr Stowkowenkoff est ainsi absolument d'accord avec ce chirurgien-général des troupes dans l'Inde qui écrivait en 1884 :

« En présence de ces statistiques (de Madras), nous sommes obligés d'admettre que le contrôle médical des femmes a été maitenu jusqu'ici pour la propagation des maladies vénériennes parmi les troupes britanniques, tandis qu'il avait été établi à l'origine dans un but diamétralement opposé. »

Je n'ajouterai qu'une seule observation à cette appréciation de l'érudit professeur sur la théorie et sur la pratique de la réglementation. Il n'a pas tenu compte, excepté par une allusion fortuite, de la contagion médiate qui peut se produire non seulement au moyen des syphilitiqnes dans la période latente de la syphilis condylomateuse, mais également au moyen de la syphilitique dans la période gommeuse, laquelle syphilitique peut ne plus être susceptible elle-même d'infection mais n'en être pas moins aussi dangereuse pour autrui que toute autre prostituée.

2° A propos de la seconde proposition de la Commission sanitaire je n'ai qu'une question à poser : Comment empêcher d'une manière certaine que l'examen lui-même et l'emploi des instruments qu'il nécessite ne deviennent un moyen de communiquer la maladie d'une femme à une autre, en sorte que la visite devienne, non pas une garantie, mais un danger de plus.

3° La troisième proposition mérite à elle seule une enquête des plus rigoureuses, pour constater non seulement le fait, mais encore — chose trop longtemps négligée — les circonstances qui peuvent jeter quelques lumières sur la cause des inexpliquables variations des maladies. Ajoutons qu'il serait absolument inutile de confier une semblable enquête, qui demande à être conduite d'une manière rigoureusement scientifique, à des personnes qu'aveugleraient des partis pris ou des opinions préconçues.

Mais l'histoire se répète, et la race humaine n'apprend que lentement, par des réitérées leçons. Le Gouvernement anglais vient d'autoriser l'ouverture dans les stations militaires de l'Inde de soixante-dix hôpitaux pour le contrôle médical de la prostitution. On revient au point d'où l'on est parti en 1867. Jusqu'où ira-t-on dans cette marche funeste, avant que les yeux se laissent ouvrir par la science?

Je n'ai parlé que des expériences de la Grande-Bretagne en matière de réglementation. C'est à vous, Messieurs, de juger s'il y a quelques chose d'analogue dans l'histoire de la réglementation dans d'autres pays.

Conclusions.

Des expériences diverses du Gouvernement de la Grande Bretagne en fait de réglementation, il résulte :

1° Que dans un pays non soumis à la réglementation, et sans aucune mesure administrative pour l'assainissement de la prostitution, les maladies vénériennes peuvent diminuer spontanément et progressivement ;

2° Que cette amélioration doit être attribuée, sans doute, au progrès général de l'hygiène, à l'intelligence croissante de toutes les classes de la population en matière de santé, et à la diffusion des bonnes mœurs et des influences morales et religieuses ;

3° Qu'il est possible, au contraire, d'établir en tel ou tel endroit un système de réglementation très perfectionné, de soumettre à la visite médicale un grand nombre de femmes et de produire une apparence d'assainissement effectif, sans réussir à prévenir l'augmentation générale et continue de ces maladies ;

4° Que, une fois le système en vigueur, et le public accoutumé à le regarder avec confiance, il n'est plus possible de l'abolir ou d'en restreindre l'application, sans produire une aggravation considérable du mal, probablement pour deux ou trois ans de durée au moins ;

5° Que cette aggravation peut, cependant, faire place spontanément à une diminution progressive, pourvu que ce mouvement spontané ne soit pas interrompu par la réglementation renouvelée ;

6° Que si, au contraire, en vue de l'insuccès des mesures en vigueur à telle ou telle époque, l'on s'efforce de les faire valoir par la visite médicale plus fréquente chez les femmes soumises, les femmes et les hommes évitent de plus en plus les règlements, et il y a accroissement de la prostitution clandestine ;

7° Que, pour combattre cette augmentation de la prostitution clandestine, les pouvoirs publics, les soins de la police et les fonds publics n'ont jamais été suffisants ;

8° Que si, afin d'entrer en concurrence avec la prostitution clandestine, on offre des encouragements à l'immoralité réglementée, en favorisant les maisons tolérées, en les plaçant dans des endroits convenables et en procurant des jeunes filles attrayantes pour ces maisons, on risque de porter aux bonnes mœurs un coup dont les effets seront très durables, sans produire une diminution effective des maladies. C'est-à-dire, qu'on ajoute à la débauche clandestine la débauche offerte et favorisée, avec ce résultat, qu'on les augmente toutes les deux ;

9° Que, en présence de la preuve évidente, maintes fois établie, que la prostitution clandestine n'est pas le seul obstacle à surmonter, et que la communication de la maladie a lieu très souvent dans les maisons tolérées ou chez les femmes soumises, la théorie de l'efficacité absolue de la visite médicale est très difficile à soutenir, spécialement à l'égard de la syphilis secondaire, qui a des périodes latentes assez prolongées, pendant lesquelles elle continue d'être très contagieuse. Les constatations sur ce point des très éminents savants russes le Dr Sperck, de Saint-Petersbourg, et le Dr professeur Stoukowenkoff de l'Université de Kieff, aussi bien que celles de plusieurs autres autorités qui concluent dans le même sens, méritent la plus sérieuse considération ;

10° Que l'idée fondamentale de la réglementation, c'est-à-dire l'idée de veiller sur la santé publique, non en cherchant à décourager les offenses contre les bonnes mœurs, mais en les plaçant sous le contrôle médical, même au risque de les autoriser en apparence et de les multiplier en fait, n'aboutit qu'à créer un danger pour le bien-être public, non seulement au point de vue de la moralité, mais aussi de la santé elle-même, puisqu'elle tend à créer plus d'immoralité qu'elle ne sait assainir.

Comme conséquence légitime de ces considérations, je soumets très respectueusement à la Conférence les propositions suivantes :

Propositions.

1. Toute modification du système actuel de réglementation, dans les pays où il existe, doit envisager comme but suprême, non pas l'extension de ce système ou le resserrement de ses nœuds, mais sa limitation et son extinction graduelle.

2. Pour éviter, dans les pays où ce système n'existe pas à présent, le danger de produire une augmentation progressive de ces maladies par le moyen des mesures mêmes qu'on leur oppose, il faut se garder d'introduire aucune méthode d'assainissement de la prostitution à propos de la prostitution, c'est-à-dire aucune mesure capable de fournir, à côté d'une protection illusoire, une provocation à la débauche.

3. Les efforts de l'Administration doivent avoir sans cesse pour but de favoriser la diminution de l'immoralité sous toutes ses formes et, spécialement, de supprimer toute excitation à la débauche de de la part des personnes qui tirent un bénéfice de l'immoralité d'autrui ; l'on doit prendre des mesures efficaces pour supprimer la traite des femmes ; et, dans ce but, il peut être nécessaire, non seulement de renforcer la loi contre les agents qui font ce commerce, mais encore d'édicter des peines sévères contre les propriétaires des maisons de tolérance et toutes les autres personnes qui les encouragent ou en tirent profit.

4. Les médecins devraient s'efforcer de trouver des moyens de combattre la maladie sans offrir des encouragements directs ou

indirects à l'immoralité qui en est la cause ; des études spéciales devraient être entreprises dans cette direction ; les médecins devraient ajouter leurs efforts à ceux d'autrui pour défendre la cause de la vertu, non seulement en avertissant leurs clients des dangers de l'indulgence, mais en leur enseignant les moyens de résister aux sollicitations sensuelles, et en les engageant à donne l'exemple en restant dans la voie sainte et noble de la chasteté.

www.ingramcontent.com/pod-product-compliance
Lightning Source LLC
LaVergne TN
LVHW012019160826
845678LV00002B/921

* 9 7 8 2 3 2 9 6 6 0 1 6 5 *